AF463277

DE LA VIE ET DE LA MALADIE.

LEÇON D'OUVERTURE

du Cours complémentaire de Pathologie interne, faite le 10 novembre 1876 à la Faculté de Médecine de Montpellier,

Par le Dr J. GRASSET, Agrégé à la Faculté de Médecine.

Mon premier devoir, Messieurs, au début de cet enseignement, est de remercier publiquement l'éminent Professeur, sans la permission duquel ce cours n'aurait pu avoir lieu : M. le professeur de pathologie médicale, qui, avec l'élévation et la libéralité d'esprit que vous lui connaissez, a bien voulu autoriser, à côté et au-dessous de son enseignement magistral, ces leçons complémentaires sur les maladies du système nerveux.

Mon second devoir est, en inaugurant ce cours, de faire, je ne dirai pas une profession de foi, mais un exposé de principes, un résumé succinct de la doctrine médicale qui présidera à tout l'enseignement ultérieur.

Je ne suis pas en effet, Messieurs, de ceux qui croient pouvoir se passer de doctrine, qui affectent même de s'en passer. Je suis loin de partager l'enthousiasme de cet empirique qui s'écria, en apprenant la chute du système de Broussais : Tant mieux ! il n'y aura plus de doctrine, ni bonne ni mauvaise. Bonne ou mauvaise, je crois au contraire que tout médecin doit avoir une doctrine ; il ne peut même pas ne pas en avoir. Le praticien, même le plus fermement décidé à dépouiller son art de toute espèce de science, est incapable de se soustraire à cette nécessité d'une doctrine.

Permettez-moi, Messieurs, de vous donner ce conseil dès le début. Ne quittez pas les bancs de l'École, ne vous lancez pas dans la pratique de la vie et de la médecine sans avoir une doctrine : ce serait un grand malheur pour vous, un plus grand encore pour vos malades.

Sans doctrine, la science est impossible ; ce n'est plus qu'un catalogue de faits que rien ne relie entre eux, une analyse constante, sans synthèse possible. — Sans doctrine, l'art est condamné à errer au gré de la mode du jour et de l'annonce la plus récente de la quatrième page des journaux.

Certes, une mauvaise doctrine peut faire beaucoup de mal et est chose bien dangereuse. Je crois cependant que je préférerais un médecin avec une mauvaise doctrine à un médecin sans doctrine. Ce dernier, en effet, n'est sans doctrine qu'en apparence ; en réalité il les a toutes, et il passe de l'une à l'autre suivant le jour et l'heure, suivant l'impression du moment. Errant d'un système à l'autre, il n'a pas au moins cette conséquence et cette unité dans la conduite qui peuvent amener la conversion de celui qui est, de bonne foi, engagé dans une mauvaise voie.

Le sceptique, comme dit M. Jaumes, n'est pas indépendant, puisque, bien au contraire, il obéit à plusieurs maîtres. En médecine comme en religion, incrédulité et crédulité sont souvent synonymes.

L'indifférence à la vérité est la plaie de notre époque, et c'est pire que l'erreur. L'erreur se corrige d'elle-même au contact des faits; l'indifférence décourage le savant au lieu de le guider, et le mène au scepticisme absolu quand il est conséquent avec lui-même.

Ayez donc une doctrine, Messieurs; ne vous la laissez pas imposer par l'autorité des Maîtres, mais réfléchissez-y; contrôlez avec les faits et adoptez, en toute souveraineté de votre liberté et de votre raison, adoptez la doctrine médicale qui vous paraîtra la plus rationnelle et la plus conforme aux faits.

En fait de doctrine, vous n'avez malheureusement que l'embarras du choix.

Celle que je vais vous exposer ne m'appartient pas. C'est la doctrine traditionnelle de l'antique École où j'ai été élevé;

c'est la doctrine que j'ai reçue de mes Maîtres et que j'ai prêté serment de transmettre fidèlement à leurs enfants.

Je voudrais, en vous la rappelant aujourd'hui, vous montrer que cette doctrine n'a pas été renversée par les progrès de la science contemporaine; qu'elle est toujours vraie; que c'est toujours un cadre large et solide dans lequel toutes les découvertes peuvent prendre place; en un mot, que cette doctrine est indispensable à l'étude des maladies du système nerveux, c'est-à-dire à la partie de la pathologie interne qui a fait le plus de progrès à notre époque, et qui semblerait, par suite, devoir le moins bien s'accommoder des doctrines surannées du Vitalisme de Montpellier.

Je vais donc essayer de vous dire aujourd'hui ce qu'on pense, dans l'École de Montpellier, de la vie et de la maladie.

Ce sont là deux notions connexes, inséparables. L'idée que l'on doit se faire de la maladie dépend rigoureusement de l'idée qu'on se fait de la vie.

Il ne faut pas en effet considérer la maladie comme un être à part, étranger à l'organisme, venant s'attaquer à l'individu vivant et lui imposant alors, pendant tout son règne, des lois nouvelles et entièrement distinctes des lois physiologiques normales. C'est là une grossière erreur.

La maladie est, comme la santé, une manière d'être de la vie. C'est une manière d'être anormale, sans doute, mais qui cependant est soumise aux mêmes lois fondamentales que la vie elle-même. Comme le dit très-bien Jaumes, il est faux d'avancer que la maladie est le contraire de la santé. « Maladie, santé, sont également la vie, et la mort seule est le contraire de la vie. »

Hippocrate avait déjà exprimé cette grande vérité qui devait frapper inévitablement les médecins observateurs de tous les temps : « *Quæ faciunt in homine sano actiones sanas, eadem in ægroto, morbosas* »; et ailleurs : La même nature suffit à tout, dans l'état de santé comme dans l'état de maladie ».

Les lois fondamentales essentielles de la maladie sont donc celles de la vie elle-même. L'idée que l'on doit se faire de la maladie est donc étroitement liée à l'idée qu'on se fait de la vie.

Avant d'étudier la maladie, et pour la comprendre, il faut donc vous dire d'abord ce que je pense de la vie, car toute doctrine erronée de la vie a des conséquences fatales sur la conception pathologique et sur la thérapeutique elle-même. Tout se tient en pathologie générale, et c'est pour cela que les questions en apparence les plus métaphysiques intéressent directement le praticien.

Qu'est-ce donc que la vie?

Je n'ai pas besoin de vous rappeler que la doctrine que je veux vous exposer n'est pas la doctrine à la mode ; en dehors de cette École, elle a peu de partisans avoués. La plupart l'appliquent au lit du malade, mais peu la professent et l'avouent. Beaucoup s'en moquent ; quelques-uns seulement la discutent; le plus grand nombre l'ignore et la dédaigne à cause de cela même.

Cet état de l'opinion sur le Vitalisme montpelliérain était pour moi une puissante raison de vous le résumer ici. Une doctrine bien connue de tous et partout, se trouvant dans tous les livres, n'aurait pas besoin de vous être exposée. Mais quand on professe une doctrine que la plupart dédaignent ou repoussent, il faut l'exposer soigneusement, ne fût-ce que pour préciser à ses adversaires le terrain sur lequel ils doivent attaquer.

La doctrine la plus répandue aujourd'hui est celle de l'unité des forces physiques, vitales et intellectuelles ; c'est cette doctrine qui est l'expression savante du matérialisme contemporain, et que vous entendez enseigner avec beaucoup de talent par un des éminents professeurs, je ne dirai pas de cette École, mais de cette Faculté.

Je vous la résumerai d'abord dans sa séduisante simplicité.

Autrefois les physiciens admettaient autant de forces distinctes qu'il y avait de phénomènes différents : les phénomènes de chaleur, de lumière, d'électricité, étaient rapportés à autant de forces séparées.

Les magnifiques progrès de la physique moderne ont montré que ces divers agents pouvaient se transformer les uns dans les autres : la chaleur, la lumière, l'électricité, peuvent se remplacer mutuellement, être produits par le mouvement et produire le mouvement. Puis, on a vu que dans ces transformations successives des forces il y a un rapport constant entre la force qui disparaît et celle qui apparaît : quand le mouvement se transforme en chaleur, une quantité de mouvement donnée est toujours l'équivalent de la même quantité de chaleur. De là est sortie cette grande théorie de la corrélation des forces physiques, admise aujourd'hui partout.

La chaleur, la lumière, l'électricité, ne sont que des modalités différentes d'une même force, ou, pour mieux dire, du mouvement. Ce sont des mouvements dont les éléments varient; voilà tout. Et on peut appliquer à la transformation réciproque de tous ces mouvements la grande loi énoncée par Lavoisier pour la matière : rien ne se perd, rien ne se crée. Il y a dans la nature une somme de mouvement constante, comme il y a une somme de matière constante, et tous les phénomènes que nous observons sont des modifications dans la qualité de ces mouvements ou de cette matière, sans que la quantité totale en soit jamais altérée.

L'esprit humain est avide de généralisation. C'est même là une des tendances les plus heureuses et les plus fécondes de l'intelligence.

Éblouis par cette magnifique synthèse des forces physiques, les physiologistes ont voulu aller plus loin et réaliser une unité plus grande et plus complète encore : l'unité de toutes les forces de l'univers.

Les phénomènes vitaux sont devenus alors une nouvelle modalité de ce même mouvement extérieur ; toute la vie a été identifiée aux réactions physico-chimiques, l'accroissement et la génération assimilés à la cristallisation.

Allant plus loin encore, on a enveloppé dans la même synthèse les phénomènes intellectuels et moraux eux-mêmes. La pensée et la liberté, comme le plaisir et la douleur, sont devenues des transformations de la force physique, des modalités du mouvement.

La personne, l'individu, ont disparu dans cette immense matière en mouvement qui constitue l'univers tout entier. La spontanéité de l'être vivant, la liberté de l'homme, ne sont que des phénomènes de force enmagasinée, analogues à la chaleur latente ou à l'électricité de tension.

Si la simplicité fait la grandeur d'une doctrine, il est impossible d'en concevoir de plus grande. Tout est réductible à la matière et au mouvement; rien ne se perd, rien ne se crée ; tout ce que vous voyez et comprenez partout n'est que la transformation de cette matière et de ce mouvement. Ajoutez l'éternité à cette matière et à ce mouvement, afin de supprimer tout Créateur, et vous avez dans un seul principe, dans une seule science, la physique, synthétisé toutes ces anciennes sciences que nos pères distinguaient : la physiologie, la psychologie et la métaphysique ; vousavez la science du monde entier.

C'est là une magnifique hypothèse. Mais, il ne faut pas vous y tromper, ce n'est là qu'une hypothèse. L'extension de la loi de la corrélation des forces à l'explication des phénomènes vitaux et des phénomènes intellectuels n'est absolument qu'une hypothèse. Les savants qui l'admettent le plus complétement ne lui reconnaissent pas un autre caractère.

Ce n'est du reste pas là une raison pour repousser cette doctrine. Il faut des hypothèses dans la science, comme théories provisoires; seulement, pour que l'hypothèse soit utile, il faut qu'elle s'accommode bien à tous les faits connus; qu'elle constitue un cadre dans lequel on puisse faire entrer tous les faits sans les violenter. Dans le cas contraire, loin d'être utile, l'hypothèse devient une erreur et un danger.

Eh bien ! je dois vous le dire dès maintenant, je crois qu'il faut violenter et fausser les faits psychiques et les faits vitaux pour les faire rentrer dans la théorie de la corrélation des forces. Je ne puis pas admettre que la pensée et la vie soient des modalités de mouvement au même titre que la chaleur ou la lumière. Pour la vie, c'est inadmissible dans l'état actuel de la science ; pour la pensée, ce sera toujours inadmissible, quels que soient les progrès de la science.

Disons d'abord un mot des faits intellectuels et moraux : les grands phénomènes psychiques, la sensation, la pensée, la volonté, peuvent-ils être identifiés aux phénomènes physiques et considérés comme de simples modalités du mouvement ?

La sensation diffère du phénomène physique par une foule de caractères importants qui empêchent de les identifier ; ainsi, pour ne citer qu'une différence capitale, la sensation varie en qualité quand le mouvement physique qui lui a donné naissance varie en quantité.

Je m'explique. Quand le mouvement se transforme en chaleur, si la quantité de mouvement disparu augmente ou diminue, la quantité de chaleur développée augmente ou diminue, et il y a un rapport constant entre ces deux quantités. C'est là le principe même sur lequel est édifiée la corrélation du mouvement et de la chaleur.

Rien de semblable ne se produit pour la sensation. Un corps sonore vibrant produit une certaine sensation sur notre oreille. Faites-le vibrer deux fois plus vite ; il donnera l'octave. Croyez-vous que la sensation nouvelle sera le double, le triple, la moitié de la précédente, dans un rapport quelconque avec la précédente ? Pas le moins du monde. Il est absolument impossible de comparer ces deux sensations comme quantité , de leur trouver une commune mesure ; tout ce que vous pouvez dire, c'est qu'elles sont différentes. Faites l'expérience : faites donner sur un violon une note et puis l'octave, et dites-moi si rien dans la sensation peut vous montrer que la corde a vibré deux fois plus vite dans le second cas que dans le premier.

Supposez, pour prendre un autre exemple qui ne m'appartient pas, qu'on ait retrouvé les bras de la Vénus de Milo ; la sensation que vous éprouverez à la vue de la statue complète ne sera nullement la somme des sensations que vous auriez séparément éprouvées en regardant successivement la statue sans bras et les bras isolés.

Vous voyez donc, sans que j'aie besoin d'insister davantage, que l'on ne peut en rien comparer la sensation aux phénomènes physiques de transformation des forces, que rien n'autorise à appliquer aux sensations les lois des phénomènes physiques ; rien n'autorise par suite à mettre la sensation parmi les phénomènes physiques, les transformations de mouvement ; tout l'en sépare au contraire.

Pour la pensée, l'opposition est peut-être plus nette encore. Si la pensée n'était que le mouvement extérieur transformé, toutes nos idées viendraient de l'extérieur ; c'est par les sens que naîtraient toutes nos idées.

Eh bien ! il y a des idées dont il est impossible de rapporter l'origine à l'expérience. Vous connaissez tous ce grand principe, admis par toutes les intelligences, que tout changement a une cause, que tout a sa raison d'être. C'est là un principe absolu, universel, que l'expérience est absolument incapable de donner.

Les lois expérimentales auxquelles vous arrivez par l'induction sont générales, sans doute ; mais comment y arriverez-vous ? Vous voyez tomber un corps une série de fois, et vous concluez que dans les mêmes conditions tous les corps soulevés tomberont. C'est là une des lois expérimentales les plus générales. Mais de quel droit avez-vous conclu de la chute de quelques pierres à la chute de tous les corps pesants ? Vous avez conclu du particulier au général, parce que vous êtes parti de ce principe que, dans les mêmes conditions, les mêmes causes ont les mêmes effets, que tout changement a une cause, que tout a sa raison d'être.

Ce principe que tout a sa raison d'être est donc antérieur à toute expérience, à toute induction, puisqu'il est la condition même de toute expérience et de toute induction. La physique, la chimie, seraient impossibles ; il serait impossible de jamais poser une loi générale, si on n'admettait pas d'avance que tout changement a sa cause, que tout a sa raison d'être.

Ce principe ne vient donc pas des sens ; c'est donc là une idée qui ne nous vient pas de l'extérieur, qui n'est pas une transformation du mouvement extérieur.

Réfléchissez, je vous prie, à cet argument, qui vous paraîtra un peu abstrait au début, mais auquel, je crois, vous aurez quelque peine à répondre.

La pensée ne peut donc, pas plus que la sensation, être considérée comme une transformation du mouvement vibratoire, comme un phénomène physico-chimique. Pascal l'a dit, lui qui sut être à la fois si grand philosophe et si grand physicien : « De tous les corps ensemble, on ne saurait en faire réussir une petite pensée : cela est impossible et d'un autre ordre ».

Et enfin, Messieurs, où trouverez-vous, dans le monde physique, l'analogue de la volonté humaine avec ses magnifiques attributs de liberté et de responsabilité morale.

Tout est fatal, tout est mathématique et inconscient dans les transformations de mouvement, et cette fatalité est la condition même qui fait de la physique une science telle qu'elle est, une science exacte et mathématique sur bien des points.

L'homme, au contraire, agit à sa guise; il a la notion du bien et du mal; il se détermine librement à faire l'un ou l'autre, et il a la responsabilité de sa détermination.

Quoi qu'on fasse et quoi qu'on dise, Messieurs, quels que soient les progrès que fasse la science, jamais on ne me démontrera que vous n'êtes pas plus libres que les pierres de ces murs, et que vous n'avez pas plus de mérite à être venus m'entendre que les bancs sur lesquels vous êtes assis!

Je m'arrête, Messieurs; il n'est pas de ma compétence d'approfondir davantage ces questions ; c'est affaire aux philosophes. J'ai voulu seulement vous montrer, par quelques traits saillants, que l'hypothèse de la corrélation des forces physiques est absolument inapplicable aux phénomènes intellectuels et moraux.

Tout n'est donc pas réductible à la matière et au mouvement. De même que derrière les phénomènes physiques vous admettez une force, qui est la force physique, le mouvement; de même derrière les phénomènes psychiques il faut admettre une autre force absolument distincte de l'autre par nature et par essence; c'est cette force psychique, force personnelle, libre et immortelle, que les spiritualistes appellent l'âme. Car « l'âme, comme dit Bossuet, est ce qui nous fait penser, entendre, sentir, raisonner, vouloir. »

Passons aux phénomènes vitaux. Sont-ils réductibles aux phénomènes physiques, sont-ils réductibles aux phénomènes psychiques, sont-ils indépendants? Voyons d'abord si on peut les identifier avec les phénomènes purement physiques.

Et d'abord, il faut bien poser la question.

La matière qui constitue les corps vivants n'a rien de spécifique quant à sa nature : c'est du carbone, de l'oxygène, de l'hydrogène, de l'azote. La matière organique ne diffère pas essentiellement de la matière minérale. De même les agents physiques, en pénétrant dans un organisme vivant, ne changent pas de nature : la chaleur animale, qui fait monter le thermomètre placé sous l'aisselle, est une vibration moléculaire comme la chaleur solaire.

Il suit de là que le grand principe de Lavoisier : rien ne se perd, rien ne se crée, généralisé même aux mouvements, est toujours vrai, même quand il s'agit d'un être vivant. Il n'y a qu'une chimie et il n'y a qu'une physique. Dès-lors, on comprend que l'on puisse établir l'équilibre des recettes et des dépenses faites par le corps vivant, pour la matière qui le constitue, et aussi l'équilibre des mouvements disparus et transformés, et démontrer expérimentalement que dans les phénomènes vitaux il n'y a ni création ni perte de mouvement, comme il n'y a ni création ni perte de matière.

C'est là un fait acquis; mais la question est de savoir s'il n'y a pas néanmoins intervention d'une nouvelle force dans les transformations de matière ou de mouvement qui constituent les phénomènes vitaux.

Le chimiste peut produire, par synthèse, des composés aussi complexes qu'un corps vivant; il peut faire la matière d'une cellule, d'un tissu; mais, entre ce produit de la synthèse chimique et le même tissu vivant, il y a un abîme que le savant ne peut jamais combler, et qui est la vie elle-même. Sans répéter l'expressive grossièreté de Malgaigne, qui rappelle trop la courageuse réponse de Waterloo, on peut mettre les chimistes au défi de faire une pauvre petite cellule vivante, malgré les magnifiques progrès de leur science.

De même les physiciens peuvent manier la chaleur, l'électricité dans tous les sens ; ils ne peuvent pas faire artificiellement réaliser à ces agents les véritables phénomènes de la vie.

Quels sont donc les grands caractères qui séparent les phénomènes vitaux des phénomènes physiques ?

Le premier, le principal, c'est l'unité. L'être vivant est un ; c'est un individu.

Quand vous considérez un bloc de pierre ou une masse cristallisée homogène, chaque partie a les mêmes propriétés que l'ensemble, et, par la juxtaposition des diverses parties, le tout n'acquiert aucune propriété nouvelle.

Dans l'être vivant, au contraire, aucune partie ne peut remplacer le tout, ne peut même donner l'idée du tout. Rien n'est indépendant ; tout concorde, tout marche ensemble, tout s'harmonise vers un seul et même but : la conservation de l'individu et de l'espèce. C'est là une vérité fondamentale, sans laquelle vous ne pourrez comprendre ni la physiologie, ni la pathologie. Il faut être bien pénétré de cette solidarité des organes, de cette unité de la vie qui avait déjà frappé Hippocrate : *Consensus unus*, etc.

La vie est cependant divisible. Quelques auteurs ont voulu voir dans la divisibilité de la vie une objection au vitalisme. Ainsi, Vulpian cite les expériences de Trembley sur les polypes d'eau douce, et il ajoute : « Pour nous, dire que le principe vital est divisible, c'est dire qu'il n'existe pas ».

La conclusion ne me paraît pas rigoureuse. Chaque individu vivant est un ; mais la vie peut se multiplier et les êtres nouveaux auxquels elle donne naissance constituent toujours des individus.

Dans un organisme vivant très-compliqué, dans l'homme même, toutes les parties sont vivantes : les cellules prises en elles-mêmes sont vivantes ; les granulations moléculaires sont vivantes et peuvent vivre indépendamment. Mais la possibilité de l'existence indépendante de ces parties n'empêche nullement l'unité du tout. Dans l'être vivant, ces existences isolées ne sont plus indépendantes, elles sont absorbées dans la grande unité de l'ensemble.

Prenez des granulations moléculaires isolées ; elles vivront chacune d'une vie indépendante. Faites-en des cellules; les conditions de la vie sont changées : chaque granulation ne vit plus à part ; c'est cet assemblage que vous appelez cellule qui vit et qui a son unité vitale. Détruisez cette unité, et vous voyez disparaître cette vie cellulaire en même temps que reparaissent les vies individuelles des nouvelles unités élémentaires, les granulations moléculaires.

Quand l'homme meurt, ses éléments recouvrent leur indépendance ; l'unité de l'homme est rompue du moment que la vie de l'homme n'existe plus, et le cadavre se putréfie, c'est-à-dire que les éléments constituants se mettent à vivre à leur manière et en toute indépendance; car la putréfaction, comme les fermentations, n'est que la vie indépendante des organismes élémentaires.

Vous le voyez, la formule de Virchow : l'homme est une somme d'unités vitales, est fausse, si on la prend dans son sens absolu. La vie est une ; dès qu'elle n'est plus une, elle n'existe plus. Mais cela n'empêche pas qu'elle puisse se diviser. Seulement, dès qu'elle se divise, elle se multiplie par là même. Il y a toujours autant de vies qu'il y a d'unités. Après la division du tout, ce sont les parties qui ont pris naissance qui vivent parce qu'elles sont unes.

Il n'y a donc, dans les découvertes modernes sur la vie des éléments des tissus, aucun principe contradictoire à la doctrine de l'unité de la vie.

Vulpian a encore objecté les faits de greffe animale : la queue d'un rat, insérée par P. Bert sous la peau d'un autre rat, s'y greffe et y vit. Je ne vois là au contraire qu'une preuve nouvelle de ce grand fait, à savoir : que les vies individuelles des tissus du premier rat sont absorbées dans la grande unité vitale qui domine tout l'organisme du second, et dès-lors ces tissus font partie intégrante de l'animal sur lequel on les a greffés.

Il en est de même des expériences dans lesquelles Ollier montre le périoste faisant de l'os quand il est inséré dans du tissu cellulaire sous-cutané. Je ne vois rien, dans tous ces faits-là, de contradictoire à l'unité de la vie; au contraire.

L'unité, l'individualité, voilà donc un grand caractère que présentent les êtres vivants et qui n'est à aucun degré dans la matière brute Et notez que cette unité apparaît dès le début même de l'existence, dès l'ovule, c'est-à-dire avant que le système nerveux, que l'appareil circulatoire se soient développés. C'est donc une propriété inhérente à la vie elle-même et non à tel ou tel organe ou tissu.

En second lieu, l'unité vivante, l'individu, a une évolution; il a un commencement, un développement, une décroissance et une fin; il naît et il meurt.

C'est là un caractère complétement étranger à la nature inorganisée. Un cristal, maintenu dans des conditions données, se conservera ou s'accroîtra éternellement, s'il est dans d'autres conditions; rien ne rappellera chez lui, même de loin, cette évolution si remarquable de la vie, qui commence à la naissance et finit à la mort.

Et cet individu vivant possède encore la singulière propriété d'engendrer d'autres individus vivants. Sans s'amoindrir elle-même, la vie se multiplie. Où trouverez-vous dans les transformations de mouvements physiques quelque chose qui ressemble à la génération ?

En réponse à Descartes, qui assimilait les animaux à des machines, Fontenelle faisait remarquer qu'en mettant ensemble une machine chien et une machine chienne, il en naissait une autre petite machine; tandis qu'en mettant deux montres à côté l'une de l'autre on ne les avait jamais vues se multiplier. C'est peut-être plus spirituel que profond; mais il n'en est pas moins vrai que rien dans le monde minéral ne peut être raisonnablement comparé à la génération, fût-ce même la cristallisation.

Remarquez surtout l'individualité se maintenant, se continuant dans le grand acte de la génération par l'hérédité : cette empreinte héréditaire, qui, obscure mais déjà présente dans l'ovule, se développe et le dirige dans une voie donnée, et qui fait reproduire à un individu le type de sa race et trop souvent la maladie de sa famille. C'est là un caractère qui achève de personnifier l'individu vivant en le prolongeant, pour ainsi dire, à travers le temps.

L'être vivant est donc une unité à part, qui se distingue de toutes les autres unités vivantes et qui ne se noie pas, comme la matière brute, dans le monde inorganique, qui n'a d'unité que quand on prend l'univers dans son ensemble. Deux blocs de bois ne diffèrent souvent pas plus que deux morceaux d'un même bloc de bois, tandis que deux êtres vivants diffèrent du tout au tout, ou tout au moins sont absolument distincts l'un de l'autre; ce sont deux individualités.

Ce grand caractère de l'individualité de l'être vivant se complète par la spontanéité de cet être, par la personnalité qu'il imprime à tous ses actes, à tous ses rapports avec le monde extérieur.

Quand une substance extérieure pénètre dans un organisme, jamais elle ne le traverse à la façon d'un filtre insensible; l'acte est toujours complexe. L'être vivant absorbe, digère, c'est-à-dire qu'il s'assimile peu ou beaucoup, et puis désassimile, c'est-à-dire rejette, ce qu'il ne lui faut pas. L'être vivant intervient toujours dans ces transformations de matière qui se passent en lui : il fait acte d'individu.

C'est ainsi que le corps vivant s'accroît par lui-même, intervient dans son développement, tandis que le minéral, le cristal, s'accroît par simple juxtaposition de matières séparées du milieu où il est plongé. Le noyau du cristal n'intervient en rien dans l'addition des nouvelles couches qui se déposent autour de lui. L'intervention active de l'être vivant est au contraire indispensable à son accroissement : il élabore lui-même les matériaux de son développement.

Cette intervention active de la vie se retrouve dans les transformations de mouvement dont l'animal est le siége. L'être vivant s'assimile, en quelque sorte, les mouvements extérieurs qui lui sont communiqués ; il les emmagasine suivant ses besoins, et puis, à son heure, quand le fonctionnement général l'exige, il dépense telle ou telle quantité de mouvement, sous telle ou telle forme particulière.

C'est ainsi que l'équivalence générale de la matière et de la force physique est conservée dans l'ensemble, mais qu'en même temps il y a une intervention nouvelle et incontestable, celle de la vie.

Je n'insiste pas : il y a là un ensemble de caractères que je n'ai pas le temps de développer, mais qui séparent entièrement les phénomènes vitaux des phénomènes physiques, ou, pour mieux dire, qui ne permettent pas d'expliquer la vie par les seules transformations du mouvement extérieur.

Est-ce à dire qu'il faille attribuer les phénomènes vitaux à la orce psychique, à l'âme? On appelle animisme cette doctrine qui range la vie parmi les manifestations de l'activité de l'âme.

Ce qui me fait, avec l'École de Montpellier, repousser cette doctrine, c'est que je ne trouve pas dans les manifestations vitales les grands caractères essentiels que nous avons assignés aux phénomènes intellectuels et moraux, et particulièrement l'intelligence et la liberté.

On tombe dans un ontologisme regrettable et contraire aux aits, quand on admet dans tous les actes vitaux une appropriation libre et intelligente vers un but toujours heureux. On arrive ainsi à voir dans toutes les maladies une réaction, un effort salutaire qui condamne alors le praticien à l'inaction la plus complète et le fait assister en simple spectateur à la lutte engagée sous ses yeux.

De plus, le principe de la pensée a une existence indépendante de la matière, et il survit au corps, qu'il anime. Le principe de la vie, au contraire, meurt à son heure et ne peut pas être conçu en dehors de l'agrégat matériel auquel il préside.

En outre, cette divisibilité de la vie, cette vie particulière des éléments séparés de l'ensemble, dont nous avons parlé, sont bien difficilement conciliables avec la notion de l'âme.

Ce qui, à mon sens, a jeté beaucoup de médecins contemporains dans le matérialisme, c'est précisément cette erreur qui fait attribuer à l'âme toutes les propriétés vitales, et qui, par suite, trouve dans les découvertes de la physiologie des objections à la spiritualité de l'âme, alors qu'en réalité le principe de la vie est seul mis en cause par les observations des médecins.

Je crois donc qu'il faut séparer dans l'homme le principe de la vie et le principe de la pensée : la vie étant commune à tout le règne animal et à tout le règne végétal, étant par conséquent susceptible de degrés en nombre presque infini ; l'âme étant au contraire propre à l'homme, et à l'homme seul, dont elle fait par là même un être complétement à part, qui sera toujours séparé par un abîme infranchissable de tout le reste de la création, quels que soient les rapports que présentent son corps et sa vie avec les autres corps et les autres vies.

Je crois inutile d'insister davantage sur ce point, parce que, si l'animisme est très-répandu parmi les philosophes spiritualistes, il est très-rare chez les médecins d'aujourd'hui.

On voit donc que, pour avoir une idée complète de la constitution de l'homme, il faut admettre en lui trois ordres de phénomènes irréductibles les uns aux autres : les phénomènes physiques, les phénomènes psychiques et les phénomènes vitaux.

Or, à tout phénomène distinct il faut une cause distincte. Il faut donc admettre trois ordres de forces distinctes : la force psychique, qui est l'âme; la force physique, qui est le mouvement, et la force vitale.

Peut-on maintenant pénétrer plus avant dans cette analyse et préciser quelque chose sur la nature même de ces forces?

Pour la force psychique et pour la force physique, on le peut. On peut dire que la première est spirituelle, immortelle, qu'elle existe indépendamment de la matière, etc. : c'est l'objet de la psychologie On peut dire que la seconde n'est que le mouvement, n'existe pas en dehors de la matière, etc. : c'est l'objet de la physique.

Quant à la force vitale, il est impossible et parfaitement inutile de rien dire sur sa nature essentielle. Le fait important, indispensable pour le médecin, c'est d'admettre son existence, ses caractères d'unité, d'individualité qui la distinguent de tout ce qui n'est pas elle. Mais là s'arrêtent les données expérimentales ; là s'arrête la notion utile au médecin.

L'École de Montpellier, à l'exemple de Barthez, ne va pas plus loin.

Le principe vital de l'homme, dit Barthez, doit être conçu par des idées distinctes de celles qu'on a des attributs du corps et de l'âme. Voilà tout. Mais ensuite il prouve qu'il n'est pas d'opinion, sur la nature du principe vital, dont la contraire puisse être démontrée fausse ; il conclut à la nécessité de laisser la question indécise.

Ainsi, ne vous y laissez pas tromper, ne tombez pas dans l'erreur de ceux qui attaquent notre vitalisme sans le connaître, de ceux qui, comme Piorry à la tribune académique, mettent le principe vital de Barthez à côté du magnétisme et des esprits frappeurs parmi les manifestations successives et toujours semblables du même besoin du merveilleux.

Ne mettez pas derrière ces mots : principe vital, force vitale, un sens ontologique que personne ici ne veut leur donner. Le seul grand principe que l'on veut sauver, c'est que la vie est une, que la vie présente des caractères qui empêchent de confondre ses manifestations avec les transformations ordinaires du mouvement extérieur. Il y a donc quelque chose de plus dans l'animal vivant que dans son cadavre rendu à l'univers minéral; c'est ce quelque chose, cet x que l'on désigne sous les noms de vie, de principe vital, de force vitale.

Et ne croyez pas que, réduite à ces proportions, la doctrine vitaliste de Montpellier soit inutile et inféconde. Pour en juger, il n'y a qu'à voir la notion corrélative de la maladie dans ce système.

Qu'est-ce donc que la maladie? Grave question que je ne puis qu'effleurer, à cause des développements que j'ai donnés à l'étude de la vie, mais qui sera en même temps facilitée par cette étude même.

Dans la doctrine de l'unité des' forces, quand on ne veut voir dans la vie qu'un phénomène physique ordinaire, on ne peut concevoir dans la maladie que deux éléments : le symptôme, et la lésion. Il est impossible d'aller plus loin.

Si dans l'homme vivant il n'y a pas autre chose que de la matière et du mouvement, la maladie ne peut pas être autre chose qu'une lésion de cette matière ou une altération de ce mouvement. Si un cristal est malade, il ne peut l'être que par altération de sa texture ou par modification de sa chaleur, de ses propriétés physiques.

Il est donc impossible, dans cette doctrine, d'aller dans l'analyse de la maladie au-delà du symptôme et de la lésion. Ai-je besoin de réfuter longuement une vue aussi étroite et aussi peu clinique?

Vous connaissez tous la fièvre intermittente, si commune dans nos pays. Entre deux accès, la santé peut revenir en apparence complète ; il n'y a aucun trouble, ni de structure, ni de fonction ; le malade mange bien, et la rate peut avoir repris son volume normal. Il y a cependant quelque chose de modifié chez ce sujet, quelque chose d'anormal, puisque le lendemain, à la même heure que l'avant-veille, sans provocation nouvelle et sans cause extérieure, un nouvel accès se reproduira, pareil au précédent. Si toute la maladie était dans le symptôme ou dans la lésion, vous ne devriez traiter que l'accès lui-même, réchauffer le malade quand il a froid, etc. Mais vous n'auriez pas à vous préoccuper de la lésion vitale profonde qui est cause de tout ; vous n'avez pas à prévenir le retour des accès, et vous devez laisser mourir votre malade, que sauverait un peu de sulfate de quinine.

Vous rencontrerez plus tard dans votre clientèle de ces malades qui ont eu successivement ce que, dans l'École organicienne, on appellerait plusieurs maladies. Ils ont eu de l'asthme à une époque, des migraines à une autre, de la gastralgie plus tard, etc. Considérez chacun de ces actes morbides comme une maladie à part, traitez-la le plus rationnellement du monde, et vous serez surpris de ne pas voir guérir votre malade. Vous supprimerez peut-être la manifestation actuelle ; mais vous en verrez bientôt apparaître une autre peut-être plus dangereuse que la première.

Mais dépassez cet appareil phénoménal et symptomatique, et derrière toutes ces manifestations variées vous trouverez le plus souvent une cause unique, constante, une lésion vitale que nous appelons une diathèse et qui sera la scrofule, la syphilis, etc. Traitez cette syphilis, et votre malade guérira.

Vous le voyez, Messieurs, et la clinique vous le démontre tous les jours, il est faux et dangereux de s'arrêter, dans l'analyse de la maladie, au symptôme et à la lésion. En considérant la maladie sous ce point de vue incomplet, vous méconnaissez son caractère dominant et essentiel : l'unité.

Il y a une unité saisissante, une individualité incontestable dans la maladie, ou pour mieux dire, dans l'homme malade. Car, je le répète, la maladie n'est pas un être à part greffé sur l'organisme passif. Mais l'homme malade est un et individuel comme l'homme sain, et cette unité se retrouve toujours derrière cette multiplicité ondoyante des symptômes et des lésions.

Le chancre, les taches sur la peau, les plaques muqueuses, les exostoses, sont des phénomènes impossibles à rattacher entre eux, si vous ne voyez dans la maladie que le symptôme ou la lésion. Pour y voir l'unité étiologique, qui entraîne l'unité et l'efficacité thérapeutique, il faut voir cette lésion vitale profonde que l'on appelle la syphilis.

Trouvât-on, un jour, une altération constante du sang, par exemple, derrière toutes les manifestations diathésiques, cette lésion particulière d'un tissu ou d'un organe n'expliquerait pas cette imprégnation de tout l'organisme par la maladie, qui fait de la diathèse un véritable tempérament morbide.

La vie peut seule, avec son unité propre, donner la clef de l'unité puissante qui se trouve au fond de toutes les maladies, qu'elles soient aiguës ou chroniques.

Si l'organicisme méconnaît l'unité véritable qui fait le fond de la maladie, il est, d'un autre côté, incapable de distinguer des manifestations diverses qu'il est dangereux de confondre. Si la lésion fait la maladie, l'adénite sera une maladie. Or, Messieurs, ne voyez-vous pas tout de suite l'immense danger clinique qu'il y a à confondre une adénite syphilitique, une adénite scrofuleuse ou une adénite qui a succédé à une simple écorchure? Vous ne pouvez cependant distinguer ces choses si disparates et à indications si différentes qu'en dépassant le symptôme et la lésion, pour atteindre la cause profonde et intime de ces manifestations.

Rappelez-vous toujours ce principe au lit du malade : quand vous aurez soigneusement analysé tous les symptômes présentés par un malade, quand vous aurez employé tous les moyens d'exploration physique connus, et que vous aurez ainsi déterminé la ésion, votre diagnostic ne sera pas encore complet ; il faut encore chercher la maladie qui tient tout cela sous sa dépendance. Vous ne pourrez poser vos indications qu'après ce dernier temps de votre étude diagnostique.

Je ne saurais trop vous le répéter : la maladie n'est ni le symptôme, ni la lésion. Pour comprendre la maladie, comme pour comprendre la vie, il faut admettre que les phénomènes vitaux diffèrent des phénomènes physiques, qu'il y a dans l'organisme vivant une force spéciale, une force individuelle, et que l'essence même de la maladie est dans l'altération de cette force vitale.

Cette doctrine de la vie et de la maladie entraîne naturellement une doctrine thérapeutique correspondante.

L'hypothèse de la corrélation des forces étendue à la vie et à la maladie conduit à une thérapeutique étroite : la thérapeutique du symptôme et de la lésion. Dans cette doctrine, il est impossible de comprendre le traitement de la maladie ni le traitement des éléments, qui sont des altérations simples de la vie. On ne peut tirer ses indications que du symptôme ou de la lésion, et c'est là une source d'indications insuffisante et trompeuse.

Le même symptôme doit être traité dans un cas, respecté dans l'autre, provoqué dans un troisième. S'il doit être traité, tantôt ce sera d'une manière, tantôt d'une autre, suivant les circonstances. Il est impossible de baser une thérapeutique rationnelle sur la considération seule du symptôme ou de la lésion.

Aussi arrive-t-il que trop souvent les médecins qui exagèrent l'importance de la lésion, et qui sont conséquents avec eux-mêmes, tombent dans le plus désastreux scepticisme thérapeutique. Que faire devant une sclérose? disent-ils. On ne peut pas enlever le tissu conjonctif et remettre du tissu actif à la place. C'est vrai dans beaucoup de cas ; mais, Dieu merci ! pas dans tous. Vous verrez l'iodure de potassium produire des résolutions de tissu étonnantes, à la seule condition que le tissu anormal ait une origine spéciale, soit d'une nature spécifique.

La nature de la maladie, voilà un élément capital de la science des indications qui échappe absolument au médecin qui n'est pas vitaliste.

La doctrine que nous combattons conduit encore au découragement thérapeutique par une autre voie. Si tous les phénomènes vitaux sont des tranformations de mouvement, comme la chaleur et la lumière, toute la vie doit être mathématique, réglée suivant des lois fixes. L'action des médicaments doit aussi être mathématique ; on doit pouvoir la mesurer, la doser d'avance et faire ainsi du problème clinique une simple résolution d'équation. De là ces vues utopiques de certains médecins qui prévoyaient l'époque où, mesurant la fièvre avec le thermomètre, on graduerait mathématiquement, suivant le degré observé, la dose de quinine ou de digitale qu'il faut employer.

Quand on est imbu de ces idées-là et qu'on entre ensuite dans une salle d'hôpital, on n'a que deux partis à prendre : ou bien on ferme les yeux sur les faits, on garde ses idées théoriques et on laisse mourir ses malades quand on ne les tue pas ; ou bien on observe les faits, on constate avec douleur que les choses ne se passent pas comme on l'avait prévu, et on tombe dans le scepticisme thérapeutique. A chaque lit, on pose soigneusement le diagnostic local, et puis on passe au lit suivant en laissant au teneur de cahier le soin de satisfaire aux réclamations du malade par un looch blanc ou un julep laudanisé.

De plus, si la vie est réductible aux phénomènes physiques, l'effet thérapeutique s'expliquera toujours par une action physique ou chimique. De là, la doctrine des médecins qui, en prescrivant le fer aux chlorotiques, veulent remplacer le fer qui manque aux globules sanguins; qui, en prescrivant l'eau de Vichy à un calculeux, ont la prétention de dissoudre sa pierre comme dans un verre; qui, en prescrivant les bains froids dans la fièvre, pensent soustraire physiquement la chaleur en excès. Grossières erreurs cliniques qui peuvent conduire un esprit conséquent à préconiser le tamponnement du rectum contre le choléra.

Tous les grands médecins se sont élevés, dans toutes les Écoles, contre cette prétention ridicule et dangereuse d'assimiler le corps humain à une cornue. Et il faut lire les discours de Trousseau à l'Académie de Médecine contre ceux qu'il appelle les chimiâtres.

C'est qu'en effet tout autre est l'action des médicaments, et pour la comprendre il faut admettre les principes que je vous ai indiqués. La vie, la spontanéité de la vie interviennent toujours dans les actions extérieures ; le corps humain n'est jamais purement passif. De même qu'une cause morbifique n'agit pas à la façon d'un boulet ou d'un coup de sabre, mais agit seulement en impressionnant la vie et en provoquant l'être vivant à réaliser une maladie donnée, de même le médicament s'adresse à la vie et la sollicite dans une direction donnée, salutaire. Mais il faut toujours que la vie consente ; c'est dans la vie qu'est toujours l'activité, le principe de l'action, de l'action thérapeutique comme de l'action pathologique et de l'action physiologique.

Comprenez-vous maintenant, Messieurs, comment une doctrine, une saine doctrine est nécessaire même au praticien ?

Je m'arrête.

Il n'était pas dans mon intention de vous développer toute la doctrine de l'École de Montpellier ; il faudrait à cela plusieurs leçons et je sortirais du programme que je me suis imposé. Je voulais seulement attirer fortement votre attention sur cette grande doctrine et en inscrire la devise en tête de mon enseignement.

Et vous, de votre côté, Messieurs, réfléchissez à cette doctrine ; ne la repoussez pas sans l'entendre et surtout sans la voir à l'œuvre. Pensez-y à l'hôpital ; c'est là qu'on fait la meilleure pathologie générale. Mettez-la au contact des faits ; c'est là le critérium. Et si vous sortez convaincus de sa vérité scientifique et de son utilité clinique, alors proclamez-la hautement, confessez-la publiquement.

Le moment est plus opportun que jamais, Messieurs, pour défendre notre chère et vieille École de Montpellier. Il faut que ses élèves forment autour d'elle comme une garde d'honneur. Ce sont ses doctrines qui ont fait sa gloire ; rappelez-vous que ce n'est pas en les abandonnant aujourd'hui, pour obéir plus ou moins servilement à la mode et au préjugé, que Montpellier se sauvera. Loin de là : c'est en tenant haut son drapeau, en maintenant fièrement cette individualité doctrinale qui lui fait des ennemis, c'est en restant elle-même, malgré et contre tous, que notre École vivra et s'imposera.

Méfiez-vous surtout, Messieurs, de ceux qui calomnient nos doctrines sans les connaître, qui les représentent comme ennemies du progrès et inconciliables avec la science contemporaine. Le vitalisme montpelliérain bien compris accepte tout ce qui est bon, encourage tout ce qui est grand, vivifie tout ce qui est vrai. On peut être de son siècle et de l'École de Montpellier.

Dans la suite même de ces leçons, consacrées à l'étude des maladies du système nerveux, j'espère, si vous voulez bien par votre bienveillance et votre assiduité venir en aide à ma bonne volonté, pouvoir vous montrer que toutes les grandes découvertes de la médecine contemporaine peuvent encore être acceptées, classées et enseignées par un vitaliste de Montpellier.

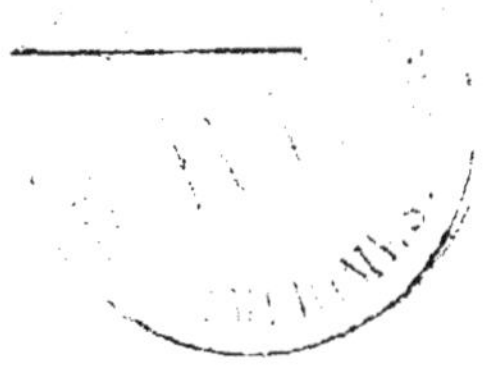

(Extrait du Montpellier Médical.)
Février 1877.

Montpellier. — Typographie Boehm et Fils.

www.ingramcontent.com/pod-product-compliance
Ingram Content Group UK Ltd.
Pitfield, Milton Keynes, MK11 3LW, UK
UKHW020229180726
13838UKWH00005B/2284